PAr deuant les Notaires Gardenottes du Roy nostre Sire en son Chastelet de Paris, souscignez, Furent presens en leurs personnes Maistre Iean Houllier Maistre Chirurgien Iuré de longue robbe, & Preuost du College des Chirurgiens Iurez de cette ville de Paris, maistres Iean Boudet doyen dudit College, Anthoine Pietre, Maurice Gigot, Pierre Benard, Pierre Mattot, Iean Guillauteau, Pierre Aubin, Nicolas Bailly, Pierre Corbilly, Iacques Colombe, Estienne Boison, Estienne Nauarre, Iean Gillet, Matrin Roger, & Iean Bronfard, aussi Maistres Chirurgiens Iurez de longue Robbe à Paris: Et encores lesdits Houllier, Boudet, Pietre, Gigot, Benard, Mattot, Guillauteau, Aubin & Bailly, comme Procureurs desdits sieurs de Corbilly, Boison, Nauarre, Gillet, de Iean Roger & Bronfard fondez de leur procuration passée pardeuant Cornille & Guyon Notaires souscignez, le 18. Septembre, escripte au bas des articles faisant mention des conditions cy apres declarées, annexée à la minutte des presentes, pour y auoir recours d'vne part. Et Maistres François Framin, Iacques le Febure, Leonard Dollé, & Bonnauenture Guyart Maistres Barbiers Chirurgiens à Paris, Iurez & Gardes de la Communauté des Mes Barbiers Chirurgiens à Paris, Charles Petit-bon, Seuerin du Vieux, Pierre Hideux, Iacques Claquenelle, Iullien Benard, Pierre Tourbier, Iacques Iuif, Paul Emmerez aussi Mes Barbiers Chirurgiens à Paris, tous deputez & ayans pouuoir pour l'effect des presentes de ladite Communauté desdits Mes Barbiers Chirurgiens, par acte du 4. Aoust dernier, signé de la Marche Greffier de ladite Communauté, dont est apparu annexé à la minutte des presentes, pour y auoir recours, & cy apres transcripte Maistre Estienne Dauid, René Corbeau anciens Iurez desdits Mes Barbiers Chirurgiens à Paris, & Claude Iacquemain aussi Maistre Barbier Chirurgien à Paris, d'autre part: Lesquelles parties desirans viure à l'aduenir en paix & vnion entre lesdites deux Communautez, pour la gloire de Dieu, vtilité publique, & repos desdites deux Communautez, augmenter si faire se peut l'honneur de leur profession, euiter & terminer tous les procez & differends qui sont

A

& naissent iournellement entr'elles, ont sous le bon plaisir du Roy
& de Nosseigneurs de la Cour de Parlement, fait & accordé entr'elles ce qui ensuit. C'est à sçauoir que lesdits Maistres Chirurgiens Iurez, & les Maistres Barbiers Chirurgiens, du consentemẽt
de Messieurs les Doyen & Docteurs Regens en la Faculté de Medecine à Paris, seront & demeureront vnis à l'aduenir à vne seule
& mesme Compagnie, & ne composeront qu'vn mesme Corps,
pour iouyr concurremment des droicts & priuileges attribuez tant
à l'vne qu'à l'autre Compagnie. Item que les Officiers electifs, sçauoir le Preuost & les quatre Iurez Gardes, auront leurs places
accoustumées, fonctions, droicts & honneurs, sans prejudicier
aux droicts & honneurs de Messieurs les Doyen & Docteurs Regens en la Faculté de Medecine à Paris, de Monsieur le premier
Barbier du Roy, son Lieutenant, & de Monsieur le premier Chirurgien du Roy. Item, pour tenir ordre & éuiter confusion, tant
pour les sceances és Assemblées que pour marcher aux ceremonies
sera dressé vn Catalogue ou douze des anciens desdits Maistres
Chirurgiens Iurez qui se trouueront lors à Paris, seront les premiers en ordre, suiuront apres tant lesdits Maistres Chirurgiens
Iurez que lesdits Maistres Barbiers Chirurgiens suiuant l'ordre de
leur reception. Item, le Preuost sera esleu a la pluralité des voix
des deux Compagnies vnies de deux ans en deux ans, à tel iour que
l'on conuiendra, lequel Preuost sera pris alternatiuement de l'vne
& l'autre desdites Compagnies vnies. Item, sera esleu tous les ans
deux Iurez Gardes, deux Maistres de Confrairie, & huict notables,
dont moitié sera pris desdits Chirurgiens Iurez, & l'autre desdits
Barbiers Chirurgiens. Item, les douze plus anciens Maistres selon
l'ordre du Tableau, qui assisteront au seruice diuin, & visite pieuse des pauures malades qui se fait tous les premiers Lundys du
mois audit College, auront chacun dix sols de distribution pour
leurs assistances, & seront tenus d'y assister auec Robbes & Bon-
nets, tant pour aller à l'offrande que durant ladite visite pieuse, que
autres actes, examen & Assemblées dudit College, permis aux
autres Maistres de s'y trouuer, si bon leur semble. Item, lesdites
Compagnies vnies dresseront des Statuts pour les interrogatoi-
res & receptions des Maistres tels qu'ils aduiseront bon estre, qui
seront compilez des anciens Statuts de l'vne & l'autre Compagnie.

Item, tous lesdits Maistres vnis prendront la qualité de Maistres Chirurgiens Iurez & Barbiers à Paris, lesquels mettront si bon leur semble les enseignes de S. Cosme & S. Damien, auec boëstes, poilettes, bassins, montres & autres marques que les vns & les autres ont tousiours mis, soit conjoinctement ou séparément. Item, la Communauté desdits Maistres Barbiers Chirurgiens sera quitte de toutes debtes, & apportera franc & quitte d'icelles debtes tout ce qui luy appartiendra, pour estre commun auec ce qui appartient à la Communauté desdits Chirurgiens Iurez; item, a esté accordé qu'il s'obtiendra à fraiz communs, & à proportion du nombre d'entr'eux Lettres patentes & autres expeditions necessaires pour la perfection d'icelle vnion. Item, que moyennant la dite vnion parfaite, l'vne & l'autre Communauté demeure quitte l'vne enuers l'autre de toutes choses generalement quelconques de tout le passé iusques au iour de ladite vnion, qui commence du iour & datte de l'homologation des presentes. Item, que les Aspirans tant de l'vne que de l'autre Compagnie acheueront leurs Actes de Maistrise en la maniere & selon la forme obseruée en la Compagnie où ils auront esté immatriculez, qui n'auront seances qu'apres les derniers Maistres de l'vne & l'autre compagnie lors de l'vnion. Sera neantmoins toute ladite Compagnie vnie mandée pour y assister si bon leur semble. Item, que les Maistres desdites Compagnies seront obligez de fournir & faire trouuer deux d'entr'eux au grand Bureau & Hospitaux, suiuāt & au desir des Arrests. Item, que de tous Actes qui se feront du iour de ladite vnion à l'aduenir, il en sera tenu Registre aux conclusions par le Greffier ordinaire, & pour faire homologuer le present Contract en la Cour de Parlement, & obtenir toutes Lettres necessaires, lesdites parties ont fait & constitué leurs Procureurs, sçauoir lesd. Maistres Chirurgiens Iurez Me Claude Cheualier Procureur en Parlement, & lesdits Maistres Barbiers Chirurgiens Me Pierre Delamarche Procureur audit Parlement, ausquels ils donnent pouuoir de ce faire, car ainsi a esté accordé entre lesdites parties, promettant, &c. obligeant, &c. chacun en droict soy, & c. renonçant de part & d'autre. Fait & passé en la maison dudit sieur Boudet ruë du Iour Paroisse S. Eustache, l'an mil six cens cinquante cinq, le premier iour d'Octobre apres midy; & ont signé la minutte des presentes demeurée audit Guyon. Et à la suitte est escript.

Enſuit la teneur de l'acte & pouuoir deſdits Maiſtres Barbiers
Chirurgiens à Paris.

Extraict des Regiſtres de la Chambre de Iuriſdiction du premier Barbier du Roy, *Du 7. Iuillet 1655.*

NOus ſous-ſignez Maiſtres Barbiers Chirurgiens à Paris, auons pour le bien public & conſeruation de la Chirurgie en ſa perfection, conſenty & conſentons que noſtre Communauté & celle du College de S. Coſme ſoient vnis, & que ceux qui ſeront deputez en chacune des Communautez, ſçauoir pour noſtre Communauté les quatre Iurez, & ceux qui ſeront nommez auec eux en l'Aſſemblée qui ſera tenuë deſdits Iurez & huict, & pour celle de S. Coſme, ceux qui ſeronp par elle deputez puiſſent contenir des articles pour cette vnion, & garder ce qui ſera arreſté par leſdits deputez, à la charge qu'on conſeruera la dépendance, tant de Monſieur le premier Barbier du Roy, qu'vnion à la Faculté de Medecine. Ainſi ſigné Tañnerie, Dauid, René Corbeau, Fremin, du Vieux, Hideux, de Gendron, Claquenelle, le Febure, Gaburet, Petitbon, Sauzeas, R. Emmerez de Condé, Gaſteau, I. Beſnard, Greſlot, Tourbier, Clement, de Cheuerry, Leſcot, F. Marcez, François de la Marle, de Vaux, Rouſſel, I. Dollé, le Bel, Dagneaux, Iuuernay, I. Leſtorcel, Haulmobté, C. le Breton, de Vaux l'aiſné, Iuif, I. Petit, E. Guillard, Bertrand Deſforges, Iacquemain, de S. Omer, Arnault, de Giſencourt, Raſicod, Ouurard, Dachéter, Daimier, Poullet, I. Gallois, du Vieux, Oliuier, Turpin, Guillemin, Fourier, T. Leueſque, Aubert, Leueſque, Marſoyer, A. Bertrand, F. Herard, Herard, Leueſque, I. Mauuillain, Gayant, Chapperon, Dohy, de la Cuiſſe, Champagueux, Bouchet, Serre, Ruffin, I. Doye, Huot, Garnier, I. Perducat, Dailly, Gonin, Coudreau, Fournier, Gonin, de la Val, Dellom, Pathois & Langlois.

Du Mercredy 4. Aouſt 1655.

CE iour, en l'Aſſemblée des Iurez & des huict Maiſtres nommez en la Communauté des Maiſtres Barbiers Chirurgiens de cette ville de Paris en la Chambre de Iuriſdiction, apres auoir veu l'Acte ſigné de plus des deux tiers de la Communauté, & qu'il a eſté propoſé de nommer pour l'effect dudit Acte, l'affaire

A

mife en deliberation, les voix recueillies, ont efté nommez Maiftre
Charles Petitbon, Seuerin du Vieux, Pierre Hideux, Iacques Claquenelle, Eftienne Guillard, Iulien Befnard, Iacques Iuif, & Paul
Emmerez, pour auec lefdits Iurez proceder à l'execution du
fufdit acte, figné Dauid, René Corbeau, Fremin le Febure, du
Vieu, Hideux, Claquenelle, Iacquemain, P. Emmerez. Et ledit
iour en ladite Chambre & Affemblée, lefdits Iurez ayans rapporté
que ledit Guillard l'vn des fufnommez deputez s'eft excufé de ladite Commiffion, & qu'il eftoit befoin d'en eflire vn autre en fon
lieu, les voix recueillies, a efté nommé Maiftre Pierre Tourbier,
auffi Maiftre Chirurgien, pour l'effect que deffus au lieu dudit
Guillard qui s'eft excufé. Signé Dauid, René Corbeau, Fremin,
le Febure, Claquenelle, Iacquemin. Auffi figné Delamarche Greffier. Signé Cornille, & Guion, auec paraphe.

*Regiftré, oüy le Procureur general du Roy, pour eftre executé felon
fa forme & teneur, aux charges portées par l'Arreft de ce iour. A Paris en Parlement le 7. Septembre, 1656. Signé DV TILLET.*

LOVIS par la grace de Dieu Roy de France & de Nauarre : A
tous prefens & à venir, Salut. Nous auons efté bien & deuëment informez de l'vtilité qu'apporteroit l'vnion des Communautez des Maiftres Chirurgiens Iurez de longue robbe de noftre bon-
ne ville de Paris, & des Maiftres Barbiers Chirurgiens de la mefme
ville, laquelle faifant ceffer toutes les contentions que leur diuifion
a fait naiftre, ne laifferoit plus de part & d'autre qu'vne loüable
émulation d'exceller dans l'exercice d'vne profeffion, laquelle a
toufiours fait dautant plus confiderer ceux qui la pratiquent, qu'elle eft reconnuë abfolument neceffaire pour la conferuation de la
vie des hommes. A CES CAVSES, Sçauoir faifons, que voulant
fauorablemét traitter lefdites Communautés, affoupir tous les differends qui font entr'elles, & augmenter autant que faire fe pourra
l'honneur de la profeffion de la Chirurgie, apres auoir fait voir en
noftre Confeil le contract paffé entre lefdits Maiftres Chirurgiens
de longue robbe & lefdits Maiftres Barbiers Chirurgiens pour rai-
fon de leur vnion du premier Octobre dernier, cy attachée fous le
contrefcel de noftre chancellerie. Nous auons de l'aduis d'iceluy,
& de noftre grace fpeciale, pleine puiffance & authorifé Royale

par ces presentes signées de nostre main, loüé, ratifié & approuué, loüons, ratifions & approuuons ledit contract d'vnion, lequel nous voulons estre executé selon sa forme & teneur, quoy faisant lesdites deux Communautez vnies demeureront sous la garde & Iurisdiction de nostre Premier Barbier ou son Lieutenant, & sous la dependance de la Faculté de Medecine, & à la charge que les Maistres qui seront receus, seront tenus à l'aduenir de prester serment entre les mains du Lieutenant criminel de nostre Preuost de Paris, pour la validité de leurs rapports, outre celuy qu'ils auront fait en la maniere accoustumée lors de leur reception entre celles de nostredit Premier Barbier ou son Lieutenant, le tout sans déroger aux Statuts, priuileges & droicts à luy attribuez par les Roys nos predecesseurs, confirmez par Declaration du mois de Ianuier 1611. registrée où besoin a esté, non plus qu'à la Iurisdiction portée par icelle en ce qui en concerne l'execution. SI DONNONS en mandement à nos amez & feaux Conseillers les Gens tenans nostre Cour de Parlement & Cour des Aydes à Paris, & tous nos autres Iuges qu'il appartiendra, que les presentes & ledit contract ils fassent registrer, & du contenu en iceux iouyr & vser lesdites Communautez vnies plainement, paisiblement & perpetuellement, cessant & faisant cesser tous troubles & empeschemens au contraire: Car tel est nostre plaisir. Et afin que ce soit chose ferme & stable à tousiours, Nous auons fait mettre nostre seel à cesdites presentes. Donné à Paris au mois de Mars, l'an de grace mil six cens cinquante-six, & de nostre reigne le treiziéme. Signé LOVYS, & sur le reply, Par le Roy Phelypeaux, visa Seguier, & seellé en lacs de soye de cire verte, & à costé sur ledit reply est escrit.

Registré, oüy le Procureur General du Roy, pour iouyr par les impetrans de l'effect & contenu en icelles, & estre executées selon leur forme & teneur, aux charges portées par l'Arrest de ce iour. A Paris en Parlement le 7. Septembre 1656. Signé, DV TILLET.

Extraict des Registres de Parlement.

ENTRE les Preuost & Communauté des Maistres Chirurgiens Iurez en l'Vniuersité de Paris, Bon de Billy & Iean

le Febure maiſtres Barbiers Chirurgiens en cette ville de Paris , &
Iurez au Chaſtelet de Paris , tous opoſans à la verification &
enregiſtrement des Lettres de Declaration du Roy , données au
mois de Mars dernier, pour l'vnion des deux Cômunautez des Mai-
ſtres Chirurgiens de Paris, d'vnepart : Et les Iurez & Gardes de la
Cômunauté des Maiſtres Barbiers Chirurgiens de cette ville de Paris, pourſuiuans ladite verification, defendeurs à ladite oppoſition.
Et entre Iean Robin, Philippes Hebert, Pierre Braye, Remy Laſnier,
Pierre de Leury, Simon Filiatre, Mathieu Bertreau & François de
Leury Maiſtres Chirurgiens Iurez en l'Vniuerſité de cette ville de
Paris, auſſi oppoſans ſuiuant leur Requeſte du 7. Auril dernier, audit enregiſtrement de Lettres d'vnion : Et leſdits Preuoſt & Cômunauté des Maiſtres Chirurgiens Iurez de ladite Vniuerſité au College de S. Coſme , Et leſdits Iurez & Gardes de ladite Communauté
des Maiſtres Barbiers Chirurgiens pourſuiuans ledit enregiſtrement
deſdites Lettres, & deffendeurs à ladite oppoſition: Et encore entre
Maiſtre Iacques Tardieu Conſeiller du Roy, Lieutenant criminel de
la Preuoſté & Vicomté de Paris, interuenant & demandeur ſuiuant
ſa Requeſte du 23. Aouſt dernier ; Et ladite Communauté des Maiſtres Chirurgiens du College S. Coſme , ladite Communauté des
Maiſtres Barbiers Chirurgiens de Paris, de Billy & le Febure Chirurgiens du Roy & Iurez en ladite Preuoſté & Vicomté de Paris, defendeurs d'autre. VEV par la Cour leſdites Lettres & Declaration du
Roy, données au mois de Mars dernier, ſignées LOVIS , & ſur le
reply par le Roy Phelippeaux , & ſeellées du grand ſceau de cire
verte en lacs de ſoye ; par laquelle & pour les cauſes y contenues,
ledit Seigneur Roy auroit loüé, ratifié & approuué le Contract d'v-
nion paſſé le premier Octobre 655. deſdites deux Cômunautez des
Maiſtres Chirurgiens Iurez de longue robe, & des Maiſtres Barbiers
Chirurgiens de Paris, lequel il veut eſtre executé ſelon ſa forme &
teneur, & que leſdites deux Communautez vnies demeurent ſous
la garde & iuriſdiction de ſon premier Barbier , ou ſon Lieutenant,
& ſous la dependance de la Faculté de Medecine, à la charge que
les Maiſtres qui ſeroient receus, ſeroient tenus à l'auenir de preſter
ferment entre les mains du Lieutenant criminel du Preuoſt de Paris, pour la validité de leurs raports, outre celuy qu'ils auroient fait
en la maniere accouſtumée lors de leurs receptions entre celles de

8

fondit premier Barbier ou ſon Lieutenant, le tout ſans déroger aux
Statuts, Priuilèges & droicts à luy attribuez par les Roys, par Declaration du mois de Ianuier 1611. ledit Contract attaché auſdites
Lettres ſous le contreſeel de la Chancellerie : Arreſt du 6. Auril
dernier, par lequel ſur l'oppoſition deſdits Preuoſt & Communauté des Maiſtres Chirurgiens Iurez en l'Vniuerſité de Paris, de Billy &
le Febure Maiſtres Barbiers Chirurgiens, & Iurez au Chaſtelet de
Paris à la verification & enregiſtrement des ſuſdites Lettres, pour-
ſuiuie par leſdits Iurez & Gardés de la Communauté des Maiſtres
Barbiers Chirurgiens, ſuiuant leur Requeſte par eux preſentée à
cette fin à la Cour, les parties auroient eſté appointées au Conſeil,
bailler moyens d'oppoſition, reſponces, & produire cauſes d'oppo-
ſitions, reſponces, productions des parties : Ladite Requeſte du
ſeptième Auril dernier deſdits Robin & conſors, contenant leur
oppoſition à l'enregiſtrement deſdites Lettres, Arreſt du vingt-
deux May auſſi dernier, par lequel ſur ladite oppoſition, les parties
auroient eſté appointée à bailler cauſes d'oppoſition, reſponce eſcrite
& produire, ioinct les fins de non receuoir deſdits Iurez & Gardés
qui eſtoient que par Arreſt contradictoirement rendu au Conſeil
Priué du Roy du 17. Mars dernier, les oppoſans auroient eſté de-
bouttez de leurdite oppoſition, deffences au contraire, forcluſions
de fournir de deffences auſdites fins de non receuoir par leſdits Robin & conſors, cauſes d'oppoſition par eux fournie, reſponce & productions des parties, contredicts deſdites Communaultez des Chirurgiens Iurez, Iurez & gardes, & deſdits de Billy & le Febure,
forcluſions d'en fournir par iceux Robin & conſors, ſuiuant l'Arreſt
du premier Iuillet dernier, ladite Requeſte d'interuention du vingt
troiſieſme Aouſt enſuiuant dudit Tardieu, contenant ſes concluſions,
à ce qu'en cas que ladite vnion fut homologuée & lettres patentes
verifiée, que ce ne ſeroit qu'à la charge de preſter par leſdits Maiſtres Iurez Chirurgiens le ſerment en tel cas requis & pardeuant
luy, leſquelles luy ſeroient preſentez par les Chirurgiens Iurez du
Roy au Chaſtelet en preſence du Preuoſt & autres deputez dudit
College, & leur eſtre la matriculle deſliurée par le Greffier d'iceluy
Tardieu, Arreſt du vingt-ſix dudit mois d'Aouſt, par lequel ſur ladite interuention les parties auroient eſté appointée à eſcrire & produire Requeſte deſdits Iurez gardes de renonciation de reſpondre
produire

produire & contredire sur ladite interuention forclusions de fournir
moyens d'interuention par ledit Tardieu, production d'iceluy Tardieu & desdits de Billy & le Febure, forclusions de produire par lesdits Preuost & College, mesme de contredire tant par eux que par
les autres parties, suiuant le susdit Arrest a contredire declaré commun, Appointement signé des parties & de leurs Procureurs, entre
lesdites deux communautez, ioinct & mis au sac, conclusions dudit
Procureur general tout ioinct & consideré DIT A ESTE que
ladite Cour faisant droict sur le tout, sans s'arrester aux oppositions
desdits Robin & consors: Ordonne que le contract d'vnion des deux
communautez des Iurez Chirurgiens du college de Saint Cosme
& des maistres Barbiers Chirurgiens de cette ville de Paris, & lesdites Lettres de confirmation d'iceluy, seront regiftrées au Greffe
d'icelle, pour iouyr par les impetrans de l'effet & contenu en icelles,
& estre executées selon leur forme & teneur, à la charge que le premier Barbier du Roy Garde des Chartres & Priuileges des Maistres
Barbiers Chirurgiens de ce Royaume, & ses successeurs en ladite
charge demeureront premier Preuost honoraire desdites Communautez vnies, & iouiront des mesmes honneurs, prerogatiues, sceances & droicts, dont luy & ses predecesseurs ont bien & deuëment
iouy, en la communauté desdits Maistres Barbiers Chirurgiens
auparauant ladite vnion, & en cas de mutation que ses successeurs
en ladite charge seront tenus de se faire receuoir esdites Communautez vnies, en la mesme forme & maniere que Maistre Fançois
Barnoin premier Barbier a esté receu audit College, & que son Lieutenant & ses successeurs en ladite charge, seront Preuosts perpetuels
desdites Communautez vnies, & iouiront pareillement des mesmes
honneurs, prerogatiues, sceances & droicts, dont ils ont aussi bien &
deuëment iouy en ladite Communauté des Maistres Barbiers Chirurgiens, le tout tant & si longuement qu'ils demeureront pourueus
desdites charges, & mutation arriuant de celle de Lieutenant, elle
ne poura estre remplie que de l'vn des maistres qui aura passé par les
charges de Preuost, & Iurez Gardes, ou qui aura quinze ans de Maistrise : Et sera au surplus ledit Contract, a l'egard des Officiers electifs, & des autres clauses portées par iceluy, executé selon sa forme & teneur, & outre sera ladite Communauté vnie, tenuë de laisser
iouyr le premier Chirurgien du Roy des mesmes sceances dont il a

ey-deuant bien & deuëment iouy esdites Communautez, & sans qu'icelles Communautez vnies se puissent respectiuement recher-cher ny demander compte de leurs precedentes administrations & receptions faites ou à faire des aspirans en cours, ou en chef-d'œuure, & immatriculez auant le 26. May 656. Sans que les Particuliers qui n'ont esté receus Maistres audit College de S. Cosme, ou Communauté des Maistres Barbiers Chirurgiens de cettedite ville de Paris, & qui exercent la Chirurgie & Barberie dans ladite ville & fauxbourgs de Paris, puissent prendre aytres qualitez ny marques que celles qu'ils auoient auparauant ladite vnion, ny faire autre Communauté de Chirurgiens, ny Barbiers Chirurgiens. Sans prejudice des droicts & prerogatiues des deux Iurez Chirurgiens du Chaste-let, pourueus en tiltre d'Office, qui en iouyront & vseront comme ils ont fait depuis leurs receptions, & comme ils en iouissent & vsent à present, lesquels Offices de Iurez, vacation aduenant par mort ou demission des pourueus, ne pourront estre possedez que par des Maistres qui auront esté receus esdites Communautez vnies, lesquels ne pourront pretendre autre droict que celuy ausquels lesdits pourueus sont maintenus par le present Arrest, & à la charge que tous les Maistres qui seront receus à l'aduenir esdites Communautez vnies, presteront le serment deuant ledit Lieutenant Criminel, conforme-ment ausdites Lettres, sans despens entre toutes lesdites parties. Prononcé le septiéme iour de Septembre mil six cens cinquante-six.

Signé DV TILLET.

A PARIS, DE L'IMPRIMERIE
De IACQVES REBVFE, ruë Dau-
phine, à l'Enseigne de l'Arche de Noé.

ans
er-
s &
re,
qui
lu-
ris,
ix
ue
m
ice
te,
ils
t a
ou
ai-
ne
ur-
es
es,
fer-
es,
ix.

9 782019 996871